ÉTUDE

# SUR LA MALADIE D'ADDISON

PAR

Le Docteur Jean-François-Léon DEMONTROND

(DE LA FACULTÉ DE PARIS.

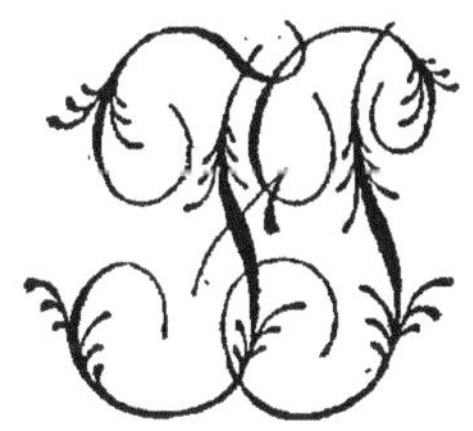

PARIS

F. PICHON, IMPRIMEUR-LIBRAIRE,

14, RUE CUJAS ET 7, RUE VICTOR-COUSIN.

1878

ÉTUDE

# SUR LA MALADIE D'ADDISON

PAR

Le Docteur JEAN-FRANÇOIS-LÉON DEMONTROND

DE LA FACULTÉ DE PARIS.

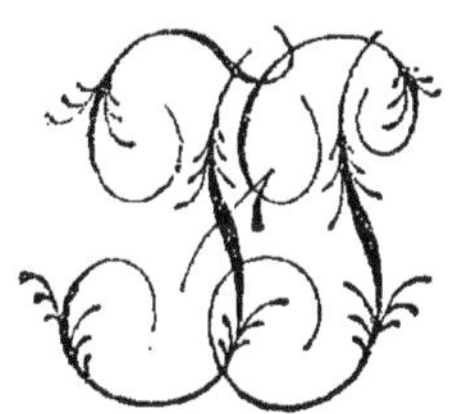

PARIS

F. PICHON, IMPRIMEUR-LIBRAIRE,

14, RUE CUJAS ET 7, RUE VICTOR-COUSIN.

—

1878

A LA MÉMOIRE DE MON PÈRE

ET DE MA SŒUR SÉRAPHINE

---

A MA MÈRE

---

A MA SŒUR OCTAVIE

---

A MES PARENTS

---

A MES AMIS

A TOUS CEUX À QUI JE DOIS DE LA RECONNAISSANCE

ÉTUDE

# SUR LA MALADIE D'ADDISON.

## INTRODUCTION.

L'histoire de la maladie bronzée ne remonte pas à une époque bien éloignée de nous. C'est en 1855 qu'un médecin anglais, le docteur Addison décrivit pour la première fois, dans un mémoire qui portait pour titre : *des effets généraux et locaux des maladies des capsules surrénales*, une affection cachectique caractérisée par une coloration spéciale de la peau et reconnaissant comme lésion anatomopathologique, une lésion des capsules surrénales. Antérieurement déjà, Lobstein dans un mémoire intitulé : *de nervi sympathici humani fabrica et morbis* (Paris 1823), avait rapporté l'histoire d'une jeune femme de 25 ans qui avait succombé à des attaques épileptiformes, et à l'autopsie de laquelle on trouva une dégénérescence tuberculeuse des deux capsules surrénales. Mais ce fait passa inaperçu jusqu'à l'époque où parut la publication d'Addison.

A partir de ce moment, les faits de la nature de ceux signalés par Addison se multiplièrent bien vite. Hutchison en Angleterre, Second-Ferreol, Malherbe, Trousseau en France, Mettenheimer en Allemagne, Mingoni, en Italie, Ranking, Monro et Taylor (1) en Amérique, rapportèrent de ces cas de mélanodermie cachectique avec lésion des capsules surrénales. Puis un physiologiste bien connu, M. Brown-Séquard eut l'idée de soumettre au contrôle de l'expérimentation physiologique les faits avancés par le médecin de Londres.

Il s'agissait de rechercher si les symptômes observés chez les malades d'Addison entretiennent réellement des liens de causalité avec les lésions d'un organe dont les fonctions étaient et sont encore aujourd'hui à peu près entièrement inconnues. Dans ce but, Brown-Séquard pratiqua l'ablation des capsules surrénales chez un certain nombre d'animaux. Ceux-ci ne tardèrent pas à succomber après avoir présenté des accumulations de pigment en différents points de l'économie. Les expériences de l'illustre physiologiste semblaient donc confirmer d'une façon éclatante les opinions d'Addison concernant la pathogénie de la maladie bronzée.

Mais des faits contradictoires ne tardèrent pas

---

(1) Jaccoud, *Traité de Path. int.*, t. II.

à surgir, tant sur le terrain de l'expérimentation physiologique que sur celui de la clinique. D'un côté, les recherches de Harley, de Gratiolet, de Philippeau et Martin Magron ont démontré que l'ablation des capsules surrénales n'entraîne forcément ni la mort des animaux sur lesquels on expérimente, ni l'apparition de la mélanodermie.

D'un autre côté les observations nombreuses, publiées par Flechter, Bazin, Dagot, Second-Féréol, Peacock, Senhouse-Kirkes établissent que si des lésions profondes des capsules surrénales n'entraînent pas forcément la mélanodermie, réciproquement cette dernière peut survenir en dehors de toute altération de ces mêmes capsules.

En présence de ces faits contradictoires, on eut l'idée de faire intervenir une altération des plexus nerveux qui avoisinent les capsules surrénales. Déjà Addison avait émis cette opinion, lorsqu'il attribuait à une lésion du grand synpathique l'adynamie qui est un des symptômes saillants de la maladie bronzée.

Luschka (1) fut conduit à émettre cette même opinion, par suite de l'idée qu'il se faisait de la nature anatomique des capsules surrénales. Il considérait ces dernières comme des organes essentiellement nerveux, ce qui est complétement

---

(1) Luschka, *Der Hirnauhang und die Steissdrüsse des Menschen.* Berlin, 1860.

erroné. Il est démontré aujourd'hui que les capsules surrénales présentent à leur centre une structure glandulaire. Malheureusement, comme nous l'avons dit, nous ne sommes pas encore fixés sur leurs fonctions secrétoires.

Toutefois disons en passant que dès 1789, Classan avait émis cette opinion curieuse que, dans certaines circonstances, le suc noir qui imprègne les capsules surrénales peut se répandre dans la peau, et il soutenait que chez le nègre ces organes sont plus volumineux que chez les individus de la race blanche. Quoi qu'il en soit, la théorie qui fait dépendre les principaux symptômes de cette maladie d'une lésion du grand sympathiqne a trouvé d'éminents défenseurs dans la personne de Bamberger, d'Oppolzer, de Virchow, de Jaccoud(1).

Les recherches de Lubimoff, de Pio Foa semblent démontrer toutefois que cette théorie est tout aussi exclusive que celle qui ne tient compte que des lésions des seules capsules surrénales. Les auteurs en question ont pu réunir un grand nombre de cas de lésions des ganglions semi-lunaires et du grand sympathiqne abdominal n'ayant pas donné lieu à l'ensemble symptômatique qui caractérise la maladie d'Addison.

Nous nous sommes donné pour tâche de réunir

(1) Jaccoud, *Nouveau Dictionnaire de médecine et de chirurgie pratiques.* Art. Maladie Bronzée, 1866.

dans ce travail les principales observations de maladie bronzée publiés dans ces dernières années, en y ajoutant un cas qui nous est personnel et que nous avons observé dans le service de M. le professeur Sée suppléé par M. Debove. Quand il s'agit d'une maladie sur la nature de laquelle des opinions si contradictoires ont été émises, il importe de ne laisser dans l'oubli aucun des matériaux qui peuvent concourir à éclairer la question. De plus dans le chapitre consacré à la pathogénie, nous avons essayé de concilier les deux principales théories en présence, et d'interpréter les symptômes de la maladie que nous étudions en invoquant à la fois les lésions des capsules surrénales et celles des plexus nerveux qui s'y ramifient. Cette tentative pourra paraître audacieuse, si l'on songe qu'elle vise un problème à la solution duquel ont travaillé nos plus grands maîtres dans la science. Mais, loin d'avoir la prétention de trancher une question si ardue, nous venons tout simplement soumettre à la bienveillante appréciation de nos juges le fruit de nos recherches et de nos méditations.

## ÉTIOGOGIE.

Nous ne sommes pas mieux renseignés sur les causes que sur la nature de la maladie d'Addison.

Il ne faut pas s'étonner de voir les auteurs faire intervenir, dans l'étiologie d'une maladie dont l'un des principaux traits cliniques est une cachexie plus ou moins profonde, toutes les influences débilitantes que l'on a coutume d'invoquer en pareilles circonstances, telles : les émotions morales dépressives, les chagrins, une nourriture insuffisante, des excès de tout genre, les affections chroniques de l'estomac, les diarrhées profuses, l'impaludisme. Ces causes agiraient, suivant Merkel, en créant une tendance à la tuberculose et en favorisant la tuberculisation des capsules surrénales.

Dans un certain nombre d'observations, on a cherché à établir une relation entre le début de la maladie et des chocs ou des traumatismes divers ayant porté leur action sur l'abdomen.

Le sexe masculin semble constituer une prédisposition manifeste. Sur huit cas de maladie bronzée recueillis par Jaccoud, cinq étaient relatifs à des hommes, trois seulement à des femmes. Selon Averbeck, la fréquence relative de la maladie serait de 1, 7 chez l'homme pour 1 chez la femme. Sur 6 cas observés par Grenhow, un seul fut observé chez une femme.

Enfin Grenhow a soutenu que les professions manuelles prédisposaient à cette maladie, et qu'elle se rencontre très-rarement chez les individus appartenant aux classes aisées de la société.

M. Ball fait remarquer avec juste raison que, si la maladie d'Addison est plus fréquente chez les gens du peuple, ceux-ci constituent le plus grand nombre, et que la plupart des observations livrées à la publicité ont, pour des raisons faciles à comprendre, été relevées dans les hopitaux où ne se font guère admettre que les individus adonnés aux professions manuelles.

## SYMPTOMATOLOGIE.

Le tableau morbide présenté par la maladie d'Addison arrivée à la période d'état, se décompose en quatre symptômes principaux : Une *anémie*, avec *adynamie* à marche progressive, une coloration anormale de la peau ou *mélanodermie*, des *troubles digestifs*, et enfin des *manifestations douloureuses* ayant pour siége habituel les régions lombaire et abdominale.

La maladie a en général un début fort insidieux, et la période initiale passe souvent inaperçue aux yeux du malade et de son entourage.

Parfois c'est l'envahissement de la peau de la face et du front par une coloration dont les caractères seront décrits plus loin, qui donne l'éveil au malade. Mais le plus souvent celui-ci est amené à demander le secours de l'art parce qu'il se sent sous le coup d'une prostration musculaire qui ne reconnaît aucune cause appréciable Alors un examen minutieux des téguments ne manque jamais de révéler au médecin l'existence d'une pigmentation anormale en diverses régions de la peau. Cette pigmentation gagne à la fois en étendue et en intensité, en même temps que l'adynamie fait des progrès croissants.

A une période avancée de la maladie, des troubles digestifs caractérisés par de l'anorexie, des nausées, des vomissements, des alternatives de constipation et de diarrhée sont des symptômes habituels. Il est plus rare que les malades se plaignent d'éprouver des douleurs spontanées dans le voisinage de l'ombilic et des reins. Quelquefois la douleur ne se manifeste que quand on exerce une pression énergique sur ces points

Comme autres symptômes de la maladie d'Addison on a noté des troubles nerveux tels que le vertige, une tendance au baillement, un affaiblissement de la vue. Les vertiges et les litpothymies sont de règle à une période avancée de la maladie. Dans un certain nombre de cas, les malades ont présenté, à cette période, des manifestations convulsives, des accès de coma, sans que l'autopsie permit de découvrir la moindre lésion appréciable du côté des centres nerveux. Il est assez habituel de voir les individus atteints de cette maladie succomber dans le collapsus avec abaissement de la température interne.

D'après certains auteurs les malades présenteraient pendant le stade préagonique une odeur cadavéreuse spéciale comparable à celle du poisson pourri, et qu'on a attribuée à un commencement de décomposition interne.

### *Analyse des symptômes.*

*Adynamie, anémie, état du sang.* — C'est par une déperdition croissante des forces que débute généralement la scène morbide. Les malades se plaignent d'être brisés au moindre effort musculaire. Il ne s'agit pas là d'une sensation subjective, car l'affaiblissement musculaire est parfaitement appréciable au dynamomètre. D'ailleurs la palpation des membres permet de constater que si le pannicule adipeux sous-cutané est assez bien fourni chez ces malades, les masses musculaires sont considérablement réduites de volume.

Avant même que la peau présente la coloration bronzée caractéristique dont il sera question plus loin, les malades présentent tous les signes d'une anémie qui va en s'accroissant. Dans un certain nombre de cas, on a examiné l'état du sang au microscope. Ceux qui se sont occupés de ces recherches ont signalé : tantôt une augmentation du nombre des leucocytes, tantôt une diminution considérable du nombre des globules rouges, ou encore une tendance moins prononcée de ces globules à s'agglutiner pour former des piles. Suivant Grenhow, le nombre des globules rouges paraissait dans certains cas exagéré.

Dans un cas observé par Laschkewitsch (1), cet auteur a vu les globules rouges subir un travail très-actif de scission, phénomène que Freidreich (2) avait déjà observé dans un cas de néphrite avec pseudo-leucemie. Il s'agit d'un homme de 45 ans qui, lorsqu'il fut présenté pour la première fois à l'auteur, accusait de la céphalalgie, de la dyspnée, des palpitations, une faiblesse considérable, avec œdême léger des mains et des pieds, décoloration très manifeste des muqueuses. L'examen du malade révéla un certain degré de tuméfaction du foie et de la rate. Le malade racontait que la maladie datait d'un an et qu'elle avait commencé par la diarrhée, des vomissements, de l'affaiblissement des forces.

Plus tard Laschkewitsch eut à constater un affaiblissement de l'intelligence ; le malade eut des accès de délire, et les membres étaient agités de contractions spamodiques. A l'examen microscopique du sang, les hématies étaient plus pâles, plus larges et plus applaties qu'à l'état normal, pourvues d'appendices qui s'allongeaient et se rétractaient tour à tour. Un traitement tonique

---

(1) Laschkewitsch, *Wien. medic. Iahrbücher*, 1871.

(2) Friedreich, Wirchow's Archiv.

amélioira l'état du malade, et au bout d'un mois, le nombre des globules avait notablemeut augmenté et leur coloration était plus foncée. Par contre ils présentaient toujours des formes anormales.

Quand l'auteur revit le malade trois mois plus tard, la peau de la face, du cou des mains, du creux axillaire, du scrotum, des aréoles du sein, présentait la coloration caractéristique de la maladie bronzée.

On a encore signalé comme altération du sang un état hydrémique avec diminution de la proportion de fibrine (Bühl).

Disons aussi que dans un certain nombre de cas le sang ayant été examiné au microscope à différentes périodes de la maladie, sa composition a été trouvée parfaitement normale, comme le témoigne l'observation n° VII.

*Etat de la circulation.* — Dans presque toutes les observations de maladie d'Addison qu'il nous a été donné de parcourir, nous avons trouvé une accélération considérable et habituelle du pouls pouvant aller jusqu'à 140 pulsations. En même temps le pouls est faible, irrégulier, parfois intermittent. Dans aucun cas on n'a trouvé de signes physiques permettant de croire à une lésion organique du cœur. Par contre, l'atonie circulatoire se traduit par l'anhélation, des bourdonnements d'oreilles, le refroidissement des extrémités, l'abaissement de la température interne, une tendance aux lipothymies quand le malade quitte la position horizontale pour se redresser.

A ces troubles circulatoires correspondent des altérations du muscle cardiaque, que révèle l'autopsie, telles : la petitesse du cœur, l'atrophie de ses éléments contractiles, et aussi une dégénérescence graisseuse plus ou moins avancée.

*Mélanodermie.* — La coloration spéciale de la peau qui a fait donner à la maladie d'Addison le nom de maladie bronzée est d'abord d'un gris perle et devient plus tard d'un brun plus ou moins foncé, rappelant assez bien la teinte de la sépia. D'autres fois elle est d'un gris jaunâtre ou verdâtre. Elle se montre d'abord aux régions de la peau exposées habituellement à l'action de la lumière solaire, c'est-à-dire à la face et aux mains. Généralement elle affecte au début une disposition tachetée ; mais bientôt les ilots se rapprochent et se fondent les uns dans les autres. Suivant la comparaison heureuse de Wilks, les malades, dont la coloration blanche des sclérotiques tranche sur le fond brunâtre des téguments de la face, rappellent tout à fait l'aspect des mulâtres. Aux doigts, les ongles ne sont qu'exceptionnellement envahis par la teinte brunâtre, et la persistance de la lunule blanchâtre au niveau de la racine des ongles doit être considérée comme un excellent caractère différentiel permettant de distinguer la mélanodermie pathologique de celle qu'on rencontre normalement chez certaines races.

Peu à peu la mélanodermie envahit toute l'étendue du tégument externe. Elle atteint sa plus grande intensité dans les points qui, à l'état physiologique, sont le siége de dépôts pigmentaires manifestes: à l'aréole du mamelon, aux parties génitales, au pourtour de l'ombilic. Partout où la peau est soumise à des irritations répétées, par le fait des vêtements, par exemple, ou à la suite d'applications révulsives, de frottements, de traumatismes, la mélanodermie est plus accusée. Par contre, elle respecte en général la paume des mains et la plante des pieds.

Les taches pigmentaires se montrent également sur la muqueuse de la bouche et de la langue, aux petites lèvres et à l'entrée du vagin où elles offrent une teinte violacée.

Il n'est pas rare de voir les cheveux prendre une teinte plus foncée, parfois aussi un aspect crépu.

Des dépôts pigmentaires peuvent encore se rencontrer dans les organes internes comme le démontre une observation très-curieuse du Dr de Sanctis (1).

*Troubles digestifs.* — Les troubles digestifs, nous l'avons dit, sont beaucoup moins constants et plus variables comme expression que ceux que

(1) Il Raccoglitore medico, n° 13, an. 1878.

nous venons de passer en revue. Le plus souvent on observe, au début de la maladie, une constipation plus ou moins opiniâtre, qui, à une période plus avancée, alterne avec la diarrhée. Les malades sont en proie à une anorexie qui se transforme à la longue en une répugnance invincible pour toute alimentation. D'autres fois les troubles digestifs affectent le type cardialgique. L'ingestion des aliments est suivie d'un météorisme douloureux avec éructations, nausées et vomissements. Dans certains cas les troubles gastro-intestinaux ont été assez prononcés pour faire croire à l'éventualité d'un empoisonnement (Addison), ou d'une attaque de choléra (Isermeyer). Ces troubles digestifs ont encore ceci de particulier, de se présenter au début sous forme de périodes alternatives, d'aggravation et d'amélioration; ce qui donne au médecin et au malade le change sur leur gravité réelle.

*Troubles du système nerveux.* — Parmi ces troubles, les plus constants et les plus précoces sont les manifestations douloureuses ayant pour siége habituel les deux hypocondres (plus souvent le côté droit que le côté gauche), le dos, les lombes et surtout les articulations. Les auteurs allemands ont insisté sur ces douleurs articulaires comparables à celles qu'on observe chez les hystériques. Merkel (1) prétend avoir observé des cas où cette

(1) Merkel, *Handbuch der Speciel. Pathologie und Therapie*, t. VIII, page 293.

douleur atteignait une intensité telle que la maladie fut prise au début pour un rhumatisme articulaire aigu. Le moindre mouvement était accompagné de douleurs articulaires atroces. Seulement, contrairement à ce qui arrive dans le rhumatisme articulaire aigu, cette douleur n'était pas réveillée par la pression, et il n'existait pas de déformation et de tuméfaction des jointures. D'autre part, le dos et les hypocondres étaient très sensibles à la palpation. A côté de ces manifestations douloureuses, nous avons à signaler, comme autres troubles du système nerveux, la pesanteur de tête, la céphalalgie, la paresse intellectuelle, les vertiges qui prennent le malade lorsqu'il passe de la station horizontale à la station debout ; à une période plus avancée, les accès de lipothymie, des phénomènes convulsifs limités à un ou plusieurs groupes de muscles, quelquefois de véritables attaques épileptoïdes. Broadbent a relaté un cas de maladie d'Addison compliqué de véritables accidents choréiques. Nous avons déjà dit que le coma termine généralement la scène morbide.

*État des urines.* — Dans la plupart des cas où l'urine a été examinée, elle présentait une composition à peu près normale. Toutefois, dans deux cas observés dans le service du professeur Rosenstein (1) à Wurtzbourg, il y avait une diminution

(1) Rosenstein, Virchow's Archiv., t. 55, p. 27, 1872.

notable dans la proportion d'urée contenue dans l'urine. La quantité d'urée éliminée dans les 24 heures variait entre 12, 8 et 20 grammes, tandis qu'elle était de 25 grammes au minimum chez des individus de même âge et soumis au même régime. Le chiffre de l'acide urique, de l'acide phosphorique et des chlorures contenus dans l'urine est également abaissé, tandis que la proportion d'acide sulfurique était augmentée du double (5 gr.).

Un autre caractère de l'urine recueillie chez ces malades était sa grande richesse en indican. 1000 centimètres cubes d'urine renfermaient en moyenne 64,5 milligr. d'indican, ce qui équivaut à 75,3 milligr. d'indigo, quantité dix à douze fois plus grande que celle que l'on trouve à l'état normal.

## MARCHE, DURÉE, TERMINAISONS.

Les auteurs qui ont écrit sur la maladie d'Addison lui ont, en général, assigné trois périodes, à savoir : *Une période initiale*, insidieuse, *une période d'état* caractérisée par l'ensemble des symptômes que nous venons de passer en revue, *une période terminale ou cachectique*. Mais cette division purement arbitraire est loin de répondre à la réalité des faits, car la succession des symptômes ne présente absolument rien de régulier, et n'est soumise à aucune règle fixe.

Il est cependant certain que, dans la majorité des cas, le début de la maladie est des plus insidieux. On comprend dès lors qu'il n'est guère possible d'attacher une grande valeur aux chiffres qui ont été publiés pour établir la durée moyenne de la maladie. C'est ce qu'a fait observer M. Ball (1) dans son remarquable article du dictionnaire encyclopédique.

Sur 78 cas, les plus exempts de complications, relevés par M. Ball, 39 cas avaient eu une durée de moins d'une année, 39 autres dépassaient cette durée. M. Ball fait remarquer en outre que les cas qui ont une durée de moins de trois mois sont rares. On doit même se demander s'il existe réellement, comme d'aucuns le soutiennent, des cas à marche aïgue. Un médecin Irlandais, J. Martin (2), a publié il y a quelques années, l'observation d'une jeune fille robuste qui, au milieu d'une santé parfaite, fut prise d'un malaise indéfinissable avec douleur violente s'étendant de l'appendice xyphoide aux 6me et 7me vertèbres dorsales. En même temps apparaissait au niveau du sternum une tâche brune, de forme triangulaire,

(1) Ball, *Dictionnaire encycloped. des sciences médicales*. Art. Bronzée, 1869.

(2) J. Martin, Dublin. *Journal of med. Sc.* XXXIX, p. 204.

mesurant quatre pouces en longueur, deux pouces en largeur. La malade fut soumise à un traitement tonique. La tâche en question disparut, mais toute la surface des téguments fut envahie par une coloration brunâtre parsemée d'ilots blanchâtres.

Plus récemment Tüngel (1) médecin à Hambourg a publié un cas très-net de maladie bronzée à marche aigue. Cette observation est très-intéressante parce que l'intervalle qui s'écoula entre l'apparition des premiers accidents *saillants* et la mort du malade ne fut que de quelques jours, et que l'autopsie démontra que les phenomènes morbides observés du vivant du malade relevaient exclusivement d'une lésion des capsules surrénales. Voici la relation succincte de ce cas.

## OBSERVATION I.

Corvei P. matelot débarqué à Hambourg le 5 juin 1876. se fit admettre à l'hôpital civil le jour suivant. Le malade ne comprend pas l'Allemand.

Les renseignements recueillis à bord de son navire portent que le patient a pris le lit il y a trois jours, parce qu'il vomissait tous ses aliments. Depuis quinze

(1) E. Tungel, *Deut. Arch. für Klin Medicin.*, t. XVIII, p. 511, 1876.

jours il était affecté d'une constipation opiniâtre, et dans cet espace de temps, il n'a pas été une seule fois à la selle.

*Etat présent.* — Homme de constitution athlétique. Tissu adipeux sous-cutané assez abondant. La peau présente une teinte d'un gris brun uniforme qui, au niveau des parties génitales, passe au brun noirâtre. Le malade est en proie à une assez grande agitation ; son ventre tendu, mais légèrement rétracté est douloureux au moindre attouchement. La palpation du gland semble également provoquer des douleurs très-intenses.

La percussion et l'auscultation des poumons ne dénotent rien d'anormal. La respiration est régulière. La matité précordiale est diminuée d'étendue. Les bruits du cœur sont normaux, peut-être un peu affaiblis. Le pouls est petit, 96. Le foie et la rate ne sont pas augmentés de volume. La langue est rouge, dépourvue de tout enduit. Par contre, les gencives, surtout à la mâchoire supérieure sont tapissées par un dépôt grisâtre, livide, elles sont en outre tuméfiées et saignantes. Plusieurs dents sont bordées d'un liséré pigmenté. La muqueuse du palais et celle du pharynx présentent leur aspect normal. Le malade a vomi à plusieurs reprises des matières verdâtres, bilieuses. L'urine est trouble, mais elle ne renferme pas d'albumine. On diagnostique une intoxication saturnine. Traitement : opium 0,05 toutes les deux heures.

7 *juillet.*— Le malade a peu dormi la nuit dernière. Il est toujours agité et exprime par des signes qu'il éprouve

des douleurs dans le ventre et au fondement. Le toucher rectal ne peut être pratiqué que très-incomplètement à cause des souffrances et des contractions musculaires qu'il fait naître. Le malade est tourmenté par une soif très-vive et par des démangeaisons sur tout le corps, qui le poussent à se gratter. Il n'a vomi qu'une seule fois. Constipation. Température normale ; pouls petit, 120. La respiration n'est pas accélérée.

Dans la même journée, à six heures du soir, le patient est mort, sans avoir présenté d'aggravation des symptômes. D'après les renseignements fournis par le capitaine du navire, l'idée d'une intoxication saturnine n'était pas admissible.

*Autopsie.* — Pas de lésion dans le cerveau. Les poumons sont intacts. Le cœur est petit, ses parois sont très-minces et leurs fibres musculaires sont envahies par une dégénérescence graisseuse peu avancée. La rate est légèrement augmentée de volume. Du côté de l'intestin grêle on trouve les follicules clos et les plaques de Peyer tuméfiés.

A la place de la capsule surrénale gauche se voit une tumeur arrondie, du volume d'une noix. Sur une surface de coupe, le centre de cette tumeur est ramolli et constitué par du pus caséeux. La zone périphérique de la tumeur est formée par un tissu conjonctif stratifié, d'apparence hyaline. Le tissu glandulaire est complètement anéanti. La capsule surrénale droite est ratatinée, et considérablement diminuée de volume. Au centre on trouve quelques gouttelettes d'un pus caséeux, Le reste de l'organe est transformé en un tissu conjonctif dense Le plexus solaire ne put être examiné.

La muqueuse buccale soumise à une inspection très-minutieuse présenta à considérer les particularités suivantes : La face interne des lèvres et des joues est parsemée de tâches d'un bleu grisâtre dont les dimensions ne dépassent pas celles d'une lentille. Quant au tégument externe, outre la coloration bronzée uniforme dont il a été question, on constatait à la face antérieure de la cuisse des tâches pigmentaires qui tranchaient sur le fond. Le frein du prépuce était le siége d'une cicatrice étoilée. Les glandes inguinales étaient tuméfiées.

L'auteur a eu évidemment tort de faire de cette observation un cas de maladie d'Addison à marche aigue. Il n'est pas douteux que si les accidents ultimes ont évolué avec une extrêmé rapidité, la coloration spéciale de la peau et les lésions des capsules surrénales dataient de loin. Cette observation est bien plus propre à démontrer que les capsules surrénales peuvent être détruites presque en totalité, sans que, pendant longtemps, la santé soit compromise d'une façon appréciable, et sans qu'il en résulte autre chose que la coloration bronzée du tégument externe et des muqueuses accessibles à la vue.

On a encore parlé d'une autre forme à marche rapide, que l'on pourrait qualifier de thyphoïde. Les malades sont affaissés, tremblent sur leurs jambes, s'expriment avec peine; la langue et les lèvres sont sèches, fuligneuses, le pouls est rapide et la température interne peut s'élever jusqu'à 40 degrés. En même temps on note de la diarrhée et du météorisme, bref tous les symptômes et signes de la fièvre typhoïde, moins les taches rosées lenticulaires et la tuméfaction de la rate. M. Ball de son côté admet une forme qu'on pourrait appeler cholérique, qui débute par des vomissements, des crampes d'estomac, une diarrhée abondante. Habituellement dans ces cas à évolution rapide la mélanodermie fait défaut ou n'arrive pas à être très-prononcée, et le diagnostic de maladie d'Addison se base exclusivement sur les lésions propres à cette maladie, et révélées par l'autopsie.

### PRONOSTIC.

La maladie se termine habituellement par la mort. Il est vrai que M. Ball a relevé 18 observations de guérison de cette maladie. Toutefois il ne manque pas de se demander « s'il ne s'agissait pas là de ces améliorations momentanées bientôt suivies de rechutes, qui peuvent se produire à plusieurs reprises différentes dans le cours de l'évolution morbide. » Il est en effet difficile d'admettre que la guérisen soit conciliable avec la présence dans les capsules surrénales des lésions irréparables dont il sera question plus loin. On doit se demander, si ces prétendus cas de maladie d'Addison ne se basent pas sur des erreurs de diagnostic. Déjà M. le Dr Paul Fabre (1) a démontré dans sa thèse inaugurale qu'un certain nombre de ces cas terminés par la guérison étaient non des exemples de maladie d'Addison, mais de mélanodermie passagère et symptômatique d'une autre affection.

## TRAITEMENT.

On comprend d'après ce qui précède que toutes les ressources de la thérapeutique sont impuissantes à enrayer les progrès d'une maladie sur les lésions de laquelle nous n'avons aucune prise. Le rôle du médecin se bornera à instituer un traitement symptômatique dirigé contre les manifestations douloureuses, l'anémie, l'adynamie et les complications accidentelles.

## DIAGNOSTIC.

La mélanodermie a été considérée avec juste raison comme le caractère dominant de la maladie

(1) Fabre, *Thèse de Paris*, 1872.

d'Addison ; nous verrons plus loin combien il est difficile de reconnaître cette maladie en l'absence de la coloration bronzée. Mais il n'est pas moins vrai qu'on a attribué à ce caractère une valeur par trop exclusive. Car enfin, s'il est certain qu'il est des cas de maladie d'Addison sans mélanodermie, celle-ci ne saurait constituer à elle seule le tableau morbide. A côté de la mélanodermie nous avons des troubles bien définis de la nutrition, du système nerveux, des fonctions digestives, qui font en quelque sorte partie intégrante de la maladie. C'est ce que semblent avoir perdu de vue les auteurs qui ont étudié indifféremment, avec un soin aussi minutieux que superflu, les caractères différentiels qui distinguent la mélanodermie surrénale de toutes les colorations morbides qui peuvent envahir les téguments. Partant de ce point que la mélanodermie ne constitue qu'un des éléments de la maladie, nous considérons comme inutile de reproduire ici l'énumération fastidieuse de toutes les pigmentations anormales qui non seulement diffèrent de la mélanodermie surrénale par leur aspect extérieur mais surtout ne s'accompagnent pas des symptômes généraux dont l'ensemble suffit à constituer la maladie d'Addison. Telles : les éphélides des femmes enceintes, le pityriasis versicolor, le lichen, les syphilides pigmentaires (colliers de Vénus) etc.

Un diagnostic qui présente de difficultés réelles,

c'est celui de la maladie d'Addison avec la mélanodermie des tuberculeux, indépendante de toute lésion des capsules surrénales. On a bien signalé, comme caractère pathognomonique, que la pigmentation, dans ce dernier cas, est limitée au visage, qu'elle est symétrique, qu'elle n'envahit pas les muqueuses accessibles à la vue. La vérité est que lorsque chez un tuberculeux on observe de la mélanodermie, il est impossible de dire avec une certitude absolue que les capsules surrénales sont indemnes de toute lésion.

Un autre état morbide qu'on s'expose à confondre avec la maladie d'Addison est celui décrit en Allemagne et en Angleterre sous le nom de *maladie des vagabonds* ou *maladie pseudo-bronzée*. Ici nous voyons une détérioration profonde de l'organisme causée par les privations et les fatigues s'allier à une pigmentation qui envahit les téguments sous forme de taches irrégulières séparés par des îlots de peau saine. Cet état morbide se distingue de la maladie d'Addison d'abord en ce que, sous l'influence d'un régime et d'une alimentation appropriée combinée avec des soins de propreté, l'état général des malades se relève très promptement, en même temps qu'on voit disparaître la coloration de la peau. D'autre part, cette dernière présente des caractères qui suffisent à un examen minutieux pour la distinguer de la mélanodermie surrénale. Ce sont les ilots de peau blanche séparant les taches pigmentaires, l'aspect rugueux de l'épiderme, la présence d'un œdème plus ou moins accusé ; de plus la coloration est plus intense au niveau du tronc que sur le visage et les mains.

Cette maladie des vagabonds correspond en grande partie à ce qu'on a décrit en France sous le nom de *Mélanodermie Phthiriasique*. Celle-ci survient chez les individus peu enclins aux soins de propreté, et dont la peau donne asile à de nombreuses colonies de poux. Les caractères qu'on a attribués à cette mélanodermie sont exactement les mêmes que ceux que nous venons de mentionner. De plus on a insisté sur ce point que les particules pigmentaires imprègnent toutes les couches épidermiques, tandis que chez les individus affectés de la maladie d'Addison le pigment est logé dans la couche profonde du réseau de Malpighi. Les phthiriasiques sont naturellement tourmentés par des demangeaisons souvent très-vives, et, par le grattage, ils enlèvent le pigment qui imprègne les couches les plus superficielles de l'épiderme, laissant à nu des parties plus pâles.

Puis il faut noter encore que, si la phthiriasie est fréquente chez les vieillards et chez les individus débilités, elle se rencontre parfaitement chez des individus robustes et en bonne santé. Enfin, caractère pathognomonique, cette mélanodermie et les accidents qui l'accompagnent sont facilement curables.

Il suffit de soumettre le malade à des soins de propreté destinés à le débarrasser de ses parasites pour arriver à cette fin. On voit donc qu'un observateur attentif arrivera sans grande peine à distinguer cette mélanodermie des phthiriasiques de la maladie d'Addison.

Nous en dirons tout autant de la mélanémie qui accompagne la cachexie paludéenne. On a dit que, dans ce dernier cas, le pigment, au lieu d'être logé dans les couches profondes de l'épiderme, circule dans le sang où le microscope décèlera facilement sa présence. Ce caractère n'a rien d'absolu, c..r on a cité des cas de maladie bronzée où le sang renfermait des particules pigmentaires. C'est aux phénomènes généraux qu'il faut s'adresser pour distinguer ces deux états morbides.

Les renseignements fournis par le malade, qui ne perd pas de son souvenir les accès de fièvre intermittente qu'il a eus à une époque plus ou moins éloignée, la tuméfaction énorme de la rate, l'albuminurie, l'œdême et les hydropisies cachectiques constituent un ensemble de signes qui ne permettent pas de confondre la mélanémie paludéenne avec la mélanodermie surrénale.

L'Ictère chronique qui affecte une teinte très-foncée pourrait au premier abord donner lieu à des méprises. Celles-ci seront évitees sans peine si on se rappelle que la coloration ictérique est toujours très-prononcée au niveau des conjonctives, tandis que chez les individus atteints de la maladie d'Addison, ont est toujours frappé du contraste qui existe entre la blancheur des sclérotiques et le teint brunâtre de la face. La coloration ictérique se montre également au niveau des ongles, ce qui n'a pas lieu dans la mélanodermie surrénale. De plus l'inspection des urines permet de reconnaître la présence dans ce liquide des matières colorantes de la bile.

Enfin nous avons insisté sur ce fait que l'accélération du pouls, souvent très-prononcée est d'observation constante dans la maladie d'Addison, tandis que chez les ictériques le pouls est habituellement ralenti, par suite de l'action paralysante que les acides biliaires exercent sur le muscle cardiaque

L'ingestion des sels d'argent, quand elle est prolongée pendant un temps suffisamment long, donne lieu à une coloration anormale de la peau disposée sous forme de taches irrégulières, d'une teinte ardoisée, à reflets bleuâtres. De plus elle s'accompagne d'un liseré métallique qui siège au collet des dents. Ces caractères joints aux renseignements fournis par le malade, et à l'absence de phénomèmes généraux graves, ne permettent pas de confondre cette pigmentation avec celle de la maladie d'Addison.

La coloration violacée qu'on observe chez les individus qui sont sous le coup d'une intoxication chronique par les préparations d'aniline est encore plus difficile à confondre avec la mélanodermie surrénale.

## ANATOMIE PATHOLOGIQUE.

Les lésions que l'on trouve à l'autopsie des individus qui ont succombé à la maladie d'Addison sont très-variées comme siège et comme nature. Les seules que l'on puisse considérer comme constantes et pathognomoniques, sont les altérations des capsule surrénales. Il nous reste ensuite à examiner des lésions ou beaucoup moins fréquentes, telles : les altérations de l'intestin, du système nerveux ; ou d'une signification tout à fait secondaire, comme les dépôts pigmentaires.

### *Lésions des Capsules Surrénales.*

Ces lésions sont elles-mêmes très-variables. En les considérant par ordre de fréquence nous avons :

1° *La dégénérescence caséeuse des capsules surrénales.* — Cette lésion est de beaucoup la plus fréquente, et elle se trouve mentionnée en particulier dans la plupart des observations de date récente que nous avons eu occasion de parcourir, et qui se trouvent consignées dans notre thèse.

Cette dégénérescence caséeuse a son point de départ dans la substance médullaire de la glande, et elle finit par envahir la substance corticale en déterminant une prolifération du tissu conjonctif de la capsule fibreuse. Voici comment Virchow (1) décrit les altérations que l'on trouve en pareil cas : « Le développement des masses caséeuses suit ici la même marche que dans les autres organes, débutant par la substance médullaire. Sur une surface de coupe pratiquée à une époque où le processus morbide n'est pas encore très-avancé, on aperçoit quelquefois, au centre de la substance médullaire de la capsule surrénale, de petites granulations grises. Celles-ci augmentent peu à peu de volume, deviennent caséeuses, se fondent les unes dans les autres, et ainsi prennent naissance des foyers volumineux. Assez souvent il arrive que le processus reste partiel, et alors on découvre, sur une surface de coupe, des restes de substance saine, circonscrivant les foyers caséeux. D'autres fois le processus suit une marche envahissante ; de nouvelles granulations se développent dans le voisinage du foyer central et se confondent avec lui, intéressant aussi bien la substance corticale que la substance médullaire. De la sorte, le tissu préexistant disparaît peu à

(1) Virchow, Krankhafte Geschwulste, t. II, p. 689.

peu en totalité, et il ne reste plus qu'une masse caséeuse qui occupe parfois toute la glande. En général cette masse ne présente pas une structure homogène ; elle a, au contraire, un aspect lobulé, et le nombre des bosselures est en rapport avec celui des nodosités primitives. Ces masses ont, dès lors, une forme irrégulière, et leur volume dépasse celui de l'organe, atteignant les dimensions d'une prune ou celles d'un œuf de poule, et offrant une consistance en général très-ferme. »

La nature de ces masses caséeuses a été très-discutée. Addison les considérait comme des produits de la diathèse scrofuleuse. Plus tard on a fait de ces produits caséeux l'évolution ultime d'une inflammation interstitielle chronique. Enfin, plus récemment, on les a considérées comme étant d'origine tuberculeuse. On a objecté à cette dernière manière de voir que, dans certains cas, les foyers caséeux avaient envahi la capsule surrénale sans qu'on trouvât dans ces organes ou ailleurs des tubercules proprement dits, ou granulations miliaires. L'observation qui suit en est un exemple.

### OBSERVATION II (1).

Femme de 38 ans. — A présenté dans son jeune âge,

(1) TRUBIGER, *Archiv. der Heilkunde*, t. XV, p. 416, 1874.

des manifestations scrofuleuses. A l'âge de 20 ans, elle a eu la variole. Huit ans plus tard (1863), peu de temps avant son mariage, elle remarqua, sur le front, quelques taches jaunâtres, ayant les dimensions de lentilles, mais qui gagnèrent peu à peu en étendue. Sept ans plus tard (1870) les taches étaient d'une teinte plus foncée, mais elles étaient toujours séparées par des ilots de peau saine. Les plus grandes avaient les dimensions d'un thaler. Puis elles se mirent à confluer et à envahir toute l'étendue du tégument externe, ne ménageant que la plante des pieds et la paume des mains.

Depuis cette même époque la malade éprouve une douleur sourde dans l'hypocondre droit, douleur qui s'exaspère par la pression.

(1873). La malade accuse une prostration extrême. La peau a une teinte brune, bronzée, surtout à la face, aux membres supérieurs et aux aréoles des seins. Cette coloration est un peu moins foncée à la poitrine et aux jambes. Les grandes lèvres et le pourtour de l'anus sont d'un brun noirâtre. Les conjonctives et les ongles ont leur aspect normal. Les cheveux sont chatains. Les lèvres et les gencives sont parsemées de taches noirâtres. Il en est de même de la langue, surtout à la face supérieure, de la muqueuse des joues et du palais. — L'examen des organes thoraciques ne révèle rien d'anormal. Le foie n'est pas augmenté de volume. On observe une légère hypertrophie de la rate. — La malade quitte l'hôpital au commencement de juillet, et mourut environ huit semaines plus tard.

*A l'autopsie.* — On trouve le poumon et le cœur normaux.

Le péritoine est parsemé de nodosités miliaires qu'on retrouve également dans le parenchyme hépatique. La rate est légèrement hyperémiée. Le tube digestif présente les traces d'un léger catarrhe gastro-duodénal. Les ganglions mésentériques et retro-péritonéaux sont normaux.

Le volume de la capsule surrénale gauche est augmenté du double, sa capsule est notablement épaissie. Le parenchyme est transformé en grande partie en une bouillie jaunâtre, mélangée d'une partie plus consistante, de couleur grisâtre. La capsule surrénale droite, présente la même constitution, mais son volume est moindre.

A l'examen microscopique de ces organes, on ne retrouve plus qu'un petit nombre de cellules glandulaires intactes, immédiatement au-dessous de la capsule. Le contenu jaunâtre est constitué par une matière caséeuse, amorphe, qui renferme, dans le voisinage de la capsule, un grand nombre de cellules et de noyaux libres et quelques cellules géantes, *mais nulle part on ne trouve des tubercules vrais.*

La zone externe de la substance corticale est infiltrée de cellules arrondies entre lesquelles on découvre quelques cellules glandulaires. La capsule, considérablement hypertrophiée est infiltrée d'une masse de jeunes cellules. Le tissu cellulo-adipeux ambiant renferme un grand nombre de ces foyers inflammatoires circonscrits.

Les ganglions et les nerfs avoisinant les capsules surrénales n'ont pas été examinés.

Il n'en est pas moins vrai que dans beaucoup de cas, la dégénérescence caséeuse des capsules surrénales coïncidait avec des lésions tuberculeuses à localisations multiples. Nous citerons comme exemples les observations qui suivent :

## OBSERVATION III (1).

Th. K. 17 ans. Père et frères morts phthisiques ; n'a jamais fait de maladie, mais a toujours été de constitution débile.

Vers l'âge de 15 ans on lui fait remarquer que la peau de la face et du cou était envahie par une teinte variant du jaune sale au brun foncé. La coloration du cou devint d'un brun de plus en plus noirâtre. Avec l'apparition de cette pigmentation anormale, coïncida un abaissement des forces qui alla toujours en croissant. Pourtant le malade avait une bonne nourriture. On n'observait ni toux ni dyspnée, ni palpitations, ni troubles digestifs. Ce n'est que dans les six derniers mois que le malade fut pris d'une diarrhée occasionnée par des écarts de régime et par des refroidissements.

(1) Trubiger, *loco citato.*

*Etat présent* (23 *octobre* 1873). — Le tégument externe présente dans toute son étendue une coloration d'un jaune brun sale, d'un bleu noirâtre par places. Cette teinte présente une disposition uniforme non tâchetée. Une ligne d'un noir bleuâtre correspond au cou, au rebord du col. En général la teinte bronzée est plus foncée à la partie postérieure qu'à la partie antérieure du corps. La peau des fesses et du scrotum est d'un brun noir. Les doigts sont d'une teinte relativement claire. Les ongles présentent leur aspect normal. Le cuir chevelu est jaunâtre, les cheveux sont d'un brun clair.

Respiration normale. La pointe du cœur bat faiblement dans le 5$^{me}$ espace intercostal. Pas de tuméfactions glandulaires. Pas d'albumine dans l'urine. On prescrit au malade un régime tonique et reconstituant.

31 *Octobre*. — Durant le repas la main droite et le le membre inférieur sont pris de secousses cloniques. En même temps le malade se plaint d'une violente céphalalgie frontale qui l'oblige à se mettre au lit. Il se produit des vomissements abondants de matières alimentaires. Il y a de l'engourdissement et de la faiblesse musculaire dans les membres du côté droit. Amélioration rapide.

11 *Décembre*. — Convulsion avec perte de la connaissance qui persiste pendant sept heures. — Grincement de dents, et respiration suspirieuse. Au sortir de cet état, le malade est sous le coup d'un abattement très-prononcé.

14 *Décembre.* — Le malade est trouvé mort dans son lit. — Il est à noter que pendant toute la durée de la maladie, le pouls avait une fréquence de 120 à 180 pulsations à la minute. Il était très-petit, parfois intermittent.

*Autopsie.* — La coloration des téguments présente la disposition mentionnée plus haut. Le cerveau est ramolli, abondamment vascularisé, les ventricules ne renferment pas de sérosité.

Au sommet du poumon droit, rétraction cicatricielle en deux points, enserrant chacune une nodosité pigmentaire. Dans le poumon gauche on trouve également de ces amas de pigment.

Le foi et la rate ne sont pas altérés; les reins sont exsangues.

*Capsules surrénales.* — Sur une surface de coupe la capsule surrénale du côté gauche se montre constituée par un amas de nodosités dont les plus volumineuses sont calcifiées à leur centre. Elles sont circonscrites par un stroma conjonctif. La capsule surrénale droite, moins volumineuse, offre une surface irrégulière bosselée ; sa consistance est ferme. Sur une coupe on constate qu'elle est formée par une matière demi-jaunâtre.

L'examen microscopique du sang pratiqué *post mortem* permit de constater une augmentation des globules blancs. Le volume de ces globules était considérablement augmenté. Pas de granulations pigmentaires. Les lésions des capsules surrénales sont les mêmes des deux côtés, si ce n'est que la capsule surrénale gauche contient un nombre bien plus grand de nodosités ramollies à leur centre. Ces nodosités sont constituées par des masses caséeuses à côté desquelles on trouve de rares îlots de tissu glandulaire normal. Il est à noter que les leucocytes géants dont il a été question plus haut présentent la plus grande ressemblance avec les cellules glandulaires restées intactes. Il n'est pas possible de distinguer dans les capsules surrénales une zone médullaire et une zone corticale. La caséification semble en outre avoir débuté par foyers multiples. Les nodosités sont traversées par des traînées de tissu conjonctif qui partent de la face interne de la capsule. En examinant les zones périphériques, on peut se rendre compte de la marche du processus. Dans les îlots de substance saine, on trouve, à côté de nombreux noyaux, de grosses cellules glandulaires dont les noyaux deviennent d'autant plus abondants qu'on se rapproche davantage du territoire caséifié. Les cellules de plus en plus granuleuses deviennent également de plus en plus petites, et finissent par se résoudre en des amas granulo-graisseux. — La capsule elle-même présente également une série d'altérations importantes à noter. Elle est notablement épaissie, parsemée de foyers d'infiltration qui ressemblent à des abcès. Entre autres points on trouve de longues traînées de jeunes cellules comprises entre les fibres de la capsule et les travées conjonctives qui en partent. On y voit en outre un grand nombre de vaisseaux dilatés. Le tissu cellulo adipeux environnant est le siége d'une hypérémie intense et renferme des foyers d'infiltration semblables à ceux décrits plus haut. Nulle part on ne trouve de tubercules proprement dits dans les organes.

Les poumons présentent les altérations de la bronchite caséeuse et de la péribronchite tuberculeuse.

Dans la peau, le pigment brun caractéristique infiltre non-seulement le réseau de Malpighi, mais encore les corpuscules conjonctifs du corps papillaire.

## OBSERVATION IV (1).

### Lésions tuberculeuses des poumons, du rein, et des capsules surrénales.

Th. Z. Géologue, 34 ans. Dans le courant de l'hiver 1861-1862, ses forces ont notablement décliné. En outre, en faisant des conférences publiques il a remarqué une sécheresse inaccoutumée du pharynx et de la bouche. A cette même époque, la peau de la face et des mains fut envahie par une coloration d'un jaune brun foncé comparable à celle du cuir; comme le malade avait fait des excursions géologiques pendant tout l'été, on attribua cette teinte à l'action persistante du soleil.

Au mois de mai de l'année suivante, la prostration fit des progrès considérables; c'est alors que le malade vit le professeur Heschl, qui diagnostiqua un cas de mala-

(1) Heschl, *Viener med. Vochenschr*, n° 2, 1873.

die d'Addison. Dans le courant de l'été qui suivit, il fut pris de vomissements ; il était en outre sujet à une constipation opiniâtre et il se plaignait surtout de la faiblesse des jambes.

A la fin du mois de septembre, le malade fut pris de vomissements violents qui résistèrent à tous les moyens de traitement. La coloration de la face et des mains était devenue moins foncée, les extrémités étaient refroidies, le pouls petit et faible, 100. La température interne abaissée. Le malade a parfaitement conscience de ses actes; la faiblesse et l'agitation sont extrêmes. Légère coloration subictérique des sclérotiques. Tous les aliments et les liquides qui sout ingérés sont immédiatement rendus. Mort 15 jours plus tard.

*Autopsie.* — Cerveau parfaitement normal, adhérences pleurales étendues, tubercules gris et jaunes dans les sommets des deux poumons. L'estomac et les premières anses intestinales ont contracté des adhérences avec la surface du foie et la paroi abdominale, la rate est augmentée de volume. Les follicules solitaires et agminés de la partie inférieure de l'iléon sont tuméfiés. Le rein droit est atrophié et transformé en petites cavités kystiques qui renferme un liquide épais, blanchâtre, semblable à un lait de chaux. Le rein gauche est augmenté de volume mais sa substance est normale.

La capsule surrénale droite présente ses dimensions habituelles et renferme plusieurs tubercules jaunâtres, denses, confluents, du volume d'un haricot; en certains points de petites cavernes sont en voie de formation.

La capsule surrénale gauche est transformée en une masse dense grisâtre au centre de laquelle se voit du tissu cicatriciel granuleux. Il ne reste plus de traces du parenchyme normal de la glande.

## OBSERVATION V (1).

**Maladie d'Addison. —Lésions tuberculeuses des poumons, du foie, de l'intestin, des reins et des capsules surrénales.**

Le 14 avril 1863 le professeur Heschl fit à l'hôpital de Graz l'autopsie d'un homme de 48 ans qui avait succombé au bout de quelques heures de séjour à l'hôpital, après avoir présenté les symptômes de la phthisie pulmonaire avec péritonite.

Le cadavre était très-amaigri, la peau était envahie dans toute son étendue par une pigmentation d'un brun pâle sur le fond de laquelle se détachaient les follicules pileux sous forme de points brillants. Les poumons présentaient les lésions de la tuberculose chronique : dans le sommet droit existait une caverne du volume d'un citron ; plusieurs autres petites cavernes dans le sommet gauche. Sur une surface de coupe on découvre dans le foie une masse caséeuse, jaunâtre, du volume d'une noisette. Le péritoine renferme environ

(1) Heschl, *Viener med. Vochenschr*, n° 3, 1873.

500 grammes d'un pus floconneux, fétide. La muqueuse de la partie inférieure de l'iléon et du colon est parsemée d'un grand nombre d'ulcérations tuberculeuses dont la base repose sur la tunique musculaire. Le rein droit renferme une caverne tuberculeuse du volume d'un haricot. La capsule surrénale droite est transformée en une masse cicatricielle parsemée de concrétions jaunâtres. On trouve également de ces concrétions dans la capsule surrénale gauche qui est entièrement applatie.

L'examen microscopique de ces concrétions fit voir qu'il s'agissait de corps sphéroïdes calcifiés logés dans des alvéoles. Dans la peau le microscope révélait la présence d'une grande quantité de pigment brunâtre logé dans les couches profondes du réseau de Malpighi.

Dans un travail récent, Pye Smith (1) a également soulevé la question de savoir si l'inflammation interstitielle chronique, qui est le point de départ de la lésion propre à la maladie d'Addison, était de nature *tuberculeuse*, en donnant à cette dénomination l'acception rigoureuse qu'on lui alloue de nos jours.

Sans se prononcer d'une façon catégorique, il semble rejeter néanmoins l'origine tuberculeuse de la maladie, en se basant sur les deux considérations suivantes :

1° Des tubercules miliaires vrais (grey granula-

---

(1) Pye Smith, *Virchow's Archiw.*, t. 65, p. 502.

tions) ont été découverts dans le parenchyme des capsules surrénales dans des cas de tuberculose généralisée, chez des malades qui, de leur vivant n'avaient présenté aucun des symptômes propres à la maladie d'Addison.

2° Quoique la destruction des deux capsules surrénales coincide fréquemment avec une carie des vertèbres, la phthisie pulmonaire, la scrofule, il est indéniable que l'inflammation interstitielle chronique, avec dégénérescence caséeuse de ces organes, a été dans bien des cas l'unique lésion à laquelle on peut attribuer l'ensemble des symptômes observés du vivant des malades.

Toutefois on revient aujourd'hui, en France du moins, à l'opinion professée autrefois par Laennec qui considérait la caséification comme un produit de transformation du tubercule miliaire. Cette opinion a été soutenue naguère avec beaucoup de talent par M. le professeur Grancher. Or il est à à noter que dans beaucoup de cas où l'on n'a pas retrouvé de tubercules vrais, la dégénérescence caséeuse des capsules surrénales coincidait avec la présence de lésions tuberculeuses ou de foyers caséeux dans les poumons et différents autres organes. Nous citerons comme exemples les observations suivantes.

## OBSERVATION VI (1).

R. K. 52 ans. A été traitée antérieurement à l'hôpital pour une tuberculose pulmonaire. Jamais on n'avait remarqué de teinte spéciale de la peau.

Depuis quatre jours elle est rentrée dans un nouveau service. La première particularité qui nous frappe, en l'examinant, est une coloration anormale de la peau, d'un brun sale, tirant parfois sur le violet. Cette coloration atteint son maximum d'intensité à la partie antero-inférieure du bras, au thorax, au ventre, au genou. Le reste des téguments présentait une teinte plus pâle ou tout à fait normale. La malade faisait remonter à six mois l'époque de l'apparition de la mélanodermie. Elle accusait en outre une douleur à la pression de la région ombilicale et de la région lombaire. On diagnostiqua un cas de maladie d'Addison.

Quatre jours plus tard la malade tombait dans le collapsus ; elle fut prise de vomissements avec convulsions cloniques des membres. Le pouls était très-petit. Evacuations involontaires. Mort le lendemain.

*Autopsie.* — Colorations des téguments telle qu'elle a été décrite plus haut. Adhérences pleurales. Les poumons sont parsemés de foyers caséeux. Le foie présente son volume normal. La rate est petite, de consistance

---

(1) Mader, *Bericht der K. K. Krankenanstalt*, in Vien. An. 1877, page 276.

molle. La glande surrénale droite est réduite à un petit nodule du volume d'un haricot, qui renferme dans son épaisseur un certain nombre de foyers caséeux. La capsule surrénale gauche est augmentée de volume, et contient également des amas de matière caséeuse.

## OBSERVATION VII (1).

R. E. garçon de quatorze ans a eu, il y a huit années, une carie du pied qui a laissé à sa suite une ankylose partielle. Depuis plusieurs mois le malade se plaint de céphalalgie, d'anorexie, de nausées aboutissant parfois à des vomissements. Depuis cette époque la coloration de la peau s'est manifestement modifiée.

*Etat présent (mars* 1875). — La muqueuse des lèvres, des joues, de la langue est rouge. La peau du front et de la face présente une teinte bronzée bien nette. Cette coloration est plus foncée encore au pénis, au scrotum, aux lombes et au siége. La peau des membres supérieurs et inférieurs est d'une teinte plus claire, excepté aux mains, dont la face dorsale est d'un brun aussi foncé qu'à la face. Sur la muqueuse des lèvres on aperçoit quelques tâches d'un noir foncé. L'appétit est diminué. Pas d'enduit saburral sur la langue. Les selles sont normales. L'auscultation et la percussion ne révè-

(1) Pye Smith, *Virchow's Archiv.*, t. LXV, p. 502, 1875.

lent rien d'anormal du côté des poumons. Les bruits du cœur sont très-nets. — Pouls faible et très-dépressible. 120. Temp. 37. L'urine claire renferme un peu de mucus. L'examen microscopique du sang permet de constater qne le rapport numérique entre les globules rouges et les globules blancs est normal. Le malade ne se plaint aujourd'hui que de douleurs dans le dos.

9 *Avril.* — Le teint est devenu plus foncé encore. Le malade accuse de la céphalalgie; après le repas il est pris de nausées. Il mange et dort bien. — Pouls faible 116. Temp. normale. L'urine ne contient pas d'albumine.

21 *Avril.* — Les tâches de la muqueuse buccale sont devenues plus larges. A la face et aux oreilles on aperçoit quelques tâches d'un brun foncé et grosses comme des têtes d'épingles. Quelques jours plus tard on découvre des tâches semblables sur la peau du tronc. L'état général du malade s'est amélioré. Le sang et l'urine présentent leur composition normale.

23 *mai.* — Après une nuit d'insomnie, le patient se plaint d'une céphalalgie violente qui lui arrache des cris. A 9 heures du matin il est dans le coma, sans convulsions, ni paralysie. Température 37°, 7. Pouls imperceptible. Mort à 7 heures du soir.

*Autopsie.* — Tissu cellulo adipeux bien conservé. Seules, la peau de la paume des mains et celle de la plante des pieds présentent une coloration normale. Sur tout le reste de l'étendue du corps, teinte bronzée, d'un brun noirâtre à la face et aux organes génitaux.

Sur ce fond brun on aperçoit à la face, aux bras et à la poitrine de petits points d'un brun noirâtre.

Le cerveau est volumineux. Par-ci par là la pie-mère adhère au tissu sous-jacent. Pas de traces de méningite aigue. Le bulbe, la moëlle et leurs enveloppes sont dans un état parfaitement normal.

Thymus un peu volumineux pour l'âge du sujet, mais de structure normale. Les poumons et le larynx sont entièrement sains. A gauche, adhérences pleurales de vieille date. Les ganglions bronchiques sont tuméfiés; dans l'un d'eux il existe au centre un foyer caséeux. Cœur absolument normal.

Les follicules lymphatiques de l'estomac et de l'intestin sont très-saillants. Les plaques de Peyer présentent leur aspect habituel. Les ganglions mésentériques sont un peu tuméfiés, de couleur foncée. Dans aucun autre organe interne on ne découvre de pigmentation. Le foie et les reins sont sains.

Les capsules surrénales des deux côtés sont petites, udres ratatinées, de consistance homogène, caséeuse, de couleur jaune. C'est à peine si on découvre quelques traces de tissu normal. Le tissu conjonctif ambiant est épaissi, rétracté. Les ganglions et les nerfs du plexus solaire présentent une structure normale à l'examen microscopique.

## OBSERVATION VIII (1).

**Maladie d'Addison, lésions tuberculeuses des deux poumons, inflammation interstitielle chronique des deux capsules surrénales, dégénérescence caséeuse de la cupsule droite.**

Anna H. 23 ans, ouvrière de fabrique; conditions d'existence assez misérables. Elle entre à l'hôpital de Graz le 25 janvier 1863, pour des douleurs violentes dans l'abdomen avec vomissements verdâtres. On constate l'état suivant :

Coloration des téguments d'un gris verdâtre ; pouls petit, dépressible 133; température 35°. Expiration prolongée dans les sommets ; tuméfaction de la rate. Pas d'albumine dans l'urine. Les vomissements persistent ainsi que les douleurs abdominales. L'examen du sang fait voir qu'il ne s'agit pas d'une leucémie.

1er *février*. — Les douleurs sont moins intenses ; pouls 130, T. 34. On lui prescrit des toniques et une alimentation fortifiante. Dans les jours qui suivirent la malade continua de rendre ses aliments ; sa température se maintenait entre 30° et 35°, et la fréquence minima du pouls était de 100. Pour combattre l'adynamie croissante on eut recours à des lavements alimentaires. La malade succomba le 17 février.

---

(1) Heschl, *Viener med. Vochenschr.*, n° 2, 1873.

*Autopsie.* — Cerveau et méninges à l'état normal. — Adhérences pleurales dans toute l'étendue des poumons. Dans les sommets on découvre de petits noyaux d'induration. Dans les lobes moyens et inférieurs sont disséminés des tubercules gris consistants. Dans le sommet du poumon gauche, on découvre une petite caverne du volume d'un haricot renfermant du mucus purulent et une concrétion caséeuse. Le foie a contracté des adhérences avec les parois abdominales. La rate est un peu augmentée de volume. Les capsules surrénales adhèrent fortement aux reins et aux parties avoisinantes. Dans la capsule gauche il existe un abcès, du volume d'une noix, rempli de pus et s'étendant jusque dans le pancréas. Les parois de cet abcès sont infiltrées d'une substance caséeuse jaunâtre. La substance corticale des deux capsules est transformée en une masse cicatricielle grisâtre. Dans la capsule droite se voient également des noyaux indurés, du volume d'un pois.

Ce n'est donc pas sans raison que le professeur Heschel, de Vienne, considère la tuberculose comme une influence prédisposante, jouant un grand rôle dans l'étiologie de la maladie d'Addison. Et pourtant, d'autres lésions que la dégénérescence caséeuse ont été constatées dans des cas manifestes de cette même maladie telles :

*L'inflammation interstitielle chronique.* — Nous avons eu dernièrement l'occasion d'observer dans le service de M. le professeur Sée suppléé par

M. Debove, un très-beau cas de maladie d'Addison, et à l'autopsie du malade on ne trouva pas autre chose qu'une induration avec atrophie des capsules surrénales, comme il arrive dans les cas de rétraction indulaire à la suite d'une inflammation interstitielle chronique d'un organe quelconque. Voici la relation détaillée de ce cas.

## OBSERVATION IX (1).

**Recueillie à l'Hôtel-Dieu dans le service de M. le professeur Sée, suppléé par M. Debove.**

Le nommé Del..., âgé de 50 ans, exerçant la profession de coiffeur; est entré le 17 août 1878, dans le Service, Comme antécédents héréditaires on ne trouve rien. Ses parents sont morts âgés. Il a toujours eu une bonne santé. Toutefois à 19 ans il a eu une fièvre typhoïde, mais celle-ci n'a pas laissé de suites.

Il n'a pas eu la syphilis, ni de fièvres intermittentes. Ce malade a mené une vie assez irrégulière et aurait fait pas mal d'excès.

Depuis assez longtemps déjà on lui avait fait remarquer qu'il présentait une teinte bronzée noirâtre, analogue à celle qu'il a actuellement, et dès cette époque il se plaignait de céphalalgie et de douleurs dans le

(1) Recueillie par M. Capian, externe du service.

ventre. Il ne peut dire si cette teinte s'est montrée progressivement; il nie qu'elle ait augmenté depuis quelque temps.

Dans les derniers temps, il s'enrhumait plus facilement, surtout pendant l'hiver. Son logement et sa nourriture étaient convenables.

Il y a 5 mois environ, au milieu d'une assez bonne santé, il éprouva un peu de lassitude générale; ses jambes particulièrement lui semblaient un peu plus faibles. Il était souvent obligé de s'asseoir. Cet état dura ainsi pendant environ deux mois; puis il eut un peu de céphalalgie, et il remarqua que ses pieds enflaient un peu tous les soirs. Ce léger œdème, surtout périmalléolaire, disparaissait dans la nuit. Peu à peu, cependant, il se mit à maigrir et à tousser, les jambes enflèrent davantage. Les autres fonctions étaient restées normales.

Il se mit alors au régime lacté. Quelque temps après survint une diarrhée assez forte qu'il a toujours eue depuis lors. L'aggravation progressive de tous ces accidents, surtout l'œdème qui avait envahi tout le membre inférieur les bourses et le pénis, et l'existence d'un épanchement ascitique encore peu abondant, le firent entrer à l'hôpital 3 mois plus tard. Depuis le début de sa maladie, il n'avait jamais eu de fièvre.

Aujourd'hui on se trouve en présence d'un malade très-amaigri, présentant une teinte brun-jaune, un peu noirâtre représentant absolument la couleur typique des malades atteints de la maladie d'Addison. Cette teinte, un peu plus marquée sur les parties exposées à l'air, est remplacée par places, par exemple sur un partie de l'abdomen, par une coloration uniforme un peu plus rougeâtre. Les conjonctives ont une teinte légèrement bistre tandis que les sclérotiques semblent un peu brunâtres.

A la mâchoire inférieure, les incisives et les canines fortement ébranlées et déchaussées font saillie en avant, tandis qu'il n'en existe plus à la mâchoire supérieure. Il n'y a pas trace de taches sur la muqueuse buccale. La langue est couverte d'un enduit jaunâtre.

La figure très-amaigrie présente l'expression d'une tristesse profonde. Les mains ont la même teinte que la figure, les bras et les jambes sont un peu moins foncés. Les ongles ont leur couleur normale.

L'auscultation des poumons et du cœur ne donne que des résultats négatifs. Le foie déborde très-peu les fausses côtes; il remonte en haut jusqu'au niveau du mamelon. La rate est volumineuse ; la matité qu'elle fournit remonte dans le thorax à une hauteur de 10 cent. L'œdème occupe les deux jambes ainsi que les bourses et le pénis. Il y a un peu d'ascite. Le pouls est normal, pas d'élévation de température. L'examen microscopique du sang ne présente rien de particulier. Le malade se plaint de toujours souffrir un peu de la tête. L'appétit n'a pas complétement disparu. Digestions assez bonnes. La diarrhée n'est pas très-abondante. Le malade est un peu affaissé et profondément triste ; en lui parlant des malheurs qu'il vient d'avoir on arrive à le faire pleurer.

1er *Septembre.* — Teinte paraissant un peu plus foncée, amaigrissement plus considérable. L'œdème des jambes a beaucoup diminué ; il n'existe plus qu'à la partie inférieure. L'ascite, au contraire, a notablement augmenté, l'abdomen présente le réseau veineux supplémentaire assez développé. L'état général s'est maintenu à peu près le même. Toujours pas de fièvre. Le malade a un peu moins d'appétit, il commence à gâter.

8 *Septembre.* — L'ascite a augmenté notablement, la percussion de la rate donne une matité de 12 cent. Le foie semble toujours présenter les mêmes dimensions. On constate dans la région sus-claviculaire du côté gauche la présence de 2 ganglions, l'un gros comme une amande, l'autre un peu plus petit, à droite on en sent aussi.

10 *Septembre.* — Le malade s'affaiblit peu à peu l'ascite augmente toujours, il tousse et a de la dyspnée ; l'auscultation du poumon n'indique qu'une respiration un peu soufflante; au cœur les battements sont assez forts, un peu irréguliers.

12 *Septembre.* — La teinte semble être un peu plus foncée ; l'affaiblissement est progressif ; la maigreur considérable, l'ascite augmente toujours.

13 *Septembre.* — Il commence à avoir un peu de délire calme. Le pouls est assez fort, un peu irrégulier, 104 pulsations ; la langue est rouge sur les bords, sèche et fendillée au milieu. La respiration est fréquente et

assez pénible, soufflante à l'auscultation. Tous les autres symptômes sont les mêmes que ceux du premier jour.

Le foie est plus petit, il ne déborde pas les fausses côtes, il ne remonte qu'à 3 centimètres au-dessous du mamelon.

14 *Septembre.* — Même état ; pouls 104. Subdelirium. — L'abdomen a augmenté encore de volume. Le malade continue à gâter.

17 *Septembre.* — Affaissement de plus en plus marqué ; subdelirium assez tranquille ; pouls assez fort, 104 pulsations ; température toujours à peu près normale. — Abdomen toujours rempli d'une grande quantité de liquide.

La teinte ne semble pas avoir beaucoup changé ; elle est plus foncée sur le dos des mains qu'à la paume, et plus sur les bras et la figure que sur l'abdomen. — La maigreur est considérable.

18 *Septembre.* — Même état, affaissement encore plus considérable. Le malade a été agité toute la nuit. — Pouls 104.

19 *Septembre.* — L'amaigrissement a encore beaucoup augmenté. La teinte est toujours à peu près de même. Pouls 104 ; mais plus faible. Subdelirium continu. Le malade crie pendant la nuit, continue à gâter, ne mange presque plus, répond encore un peu quand on lui parle à haute voix. L'ascite a beaucoup augmenté.

20 *Septembre.* — Augmentation de faiblesse, pouls 100, délire calme.

21 *Septembre.* — Pouls 104, tremblement général. — Le malade se plaint, répond encore un peu. L'amaigrissement devient excessif, contrastant avec une ascite considérable. Le malade s'affaisse ainsi peu à peu et meurt tranquillement le soir à 10 heures.

*Autopsie le surlendemain à 9 heures du matin.* —Les téguments sont un peu décolorés. — On observe une teinte rouge vineuse de la partie interne des cuisses et des fesses. Les jambes sont plus brunes, depuis le genoux surtout, présentant un piqueté brunâtre sur un fond un peu jaune. Les avant-bras sont noirs brunâtres, ainsi que les mains, comme pendant la vie.

La tête est très-amaigrie, présente la même teinte que pendant la vie — couleur brun jaunâtre — le cou est rouge verdâtre — les membres supérieurs sont aussi très-amaigris — Abdomen violacé et distendu.

A l'ouverture, odeur très-mauvaise ; muscles de l'abdomen verts ; grande quantité de liquide ascitique rougeâtre. Estomac très-distendu par les gaz. Consistance normale. Piqueté vasculaire considérable, surtout au niveau de là petite courbure et du cardia. Anses intestinales fortement injectées. Piqueté considérable sur l'intestin grêle. L'épiploon est aussi injecté. La vésicule biliaire est adhérente par son fond au colon transverse.

On trouve un peu de liquide dans la plèvre ; le poumon présente un aspect sain; on remarque quelques adhérences surtout à droite.

Tous les viscères sont vert-bleuâtre ; ils sont certainement pigmentés ; poumon et cœur gris-bleuâtre, œdématiés, muscle cardiaque décomposé, cœur sain.

Foie noir bleuâtre à la surface, jaune en dedans, aspect et consistance de cirrhose atrophique.

Estomac légèrement bleuâtre à l'extérieur. A l'intérieur la muqueuse un peu épaissie est absolument noire, par places, on trouve des taches blanches, de graisse.

La rate est énorme, son enveloppe est noire, sa pulpe rouge foncé, diffluente. Le pancréas est gros et noir. On trouve de nombreux ganglions lymphatiques noirs aussi et assez volumineux au niveau du plexus solaire qui ne présente rien de particulier.

Les capsules surrénales sont atrophiées et semblent perdues au milieu du tissu périnéphrétique qui a un aspect gélatineux. Elles sont très- aplaties, ayant quatre millimètres d'épaisseur environ, fragiles avec une teinte noire intense à l'extérieur; leurs contours ne peuvent être précisés exactement. L'aspect intérieur semble normal. A la moindre traction leur tissu se déchire. Elles ne contiennent aucun produit pathologique. Reins volumineux et gras.

Les intestins présentent également une teinte foncée, piquetée de points noirs bleuâtres très-nombreux à la surface externe.

L'épiploon est noir.

Schüppel a également publié un cas où la lésion des capsules surrénales résidait dans une inflammation interstitielle simple, non tuberculeuse. Dans ce cas, la capsule surrénale gauche, du volume d'une noix, était constituée par un tissu cicatriciel dense, d'un gris clair, transparente parsemée de petits noyaux caséeux. Du tissu normal il ne restait plus de traces. La glande adhérait fortement au rein, à la queue du pancréas et au colon descendant. A ce niveau, le tube intestinal était le siége d'un rétrécissement occasionné par la présence d'une ulcération cicatrisée. Schüppel est d'avis que la première cause de ces lésions n'était autre qu'une inflammation de l'intestin qui, par contiguité, a envahi la capsule surrénale correspondante. Il est vrai que la capsule surrénale du côté droit présentait le même aspect et la même consistance que celle du côté gauche, et renfermait un certain nombre de foyers caséeux. Or on ne saurait invoquer, pour ces dernières lésions, l'influence d'une inflammation de voisinage. De plus le testicule du côté droit était également le siége d'une dégénérescence caséeuse. On peut donc se demander si ces altérations à siéges multiples, considérées comme des produits inflammatoires simples, n'étaient pas plutôt des produits tuberculeux, à moins d'admettre que l'inflammation interstitielle chronique simple peut aboutir à la caséification.

*Tumeurs.* — Dans un certain nombre de cas de la maladie d'Addison on a trouvé comme lésion unique des tumeurs telles que : carcinomes, sarcomes, tumeurs échinocoques.

Sur les 96 cas de maladie d'Addison réunis par Averbeck, il ne s'en trouve que deux où la lésion était constituée par un carcinome primitif des capsules surrénales. Il nous paraît donc intéressant de publier ici l'observation suivante où les symptômes de la maladie d'Addison coïncidaient avec des foyers carcinomateux dans les glandes surrénales.

## OBSERVATION X (1).

**Carcinome du foie et capsules surrénales avec nombreuses métastases en particulier dans les os.**

Frédéric Louis, 57 ans, se trouve le 1er avril 1876 dans un grand état d'épuisement qu'on peut mettre sur le compte de la vie vagabonde et des exces alcooliques auxquels est depuis longtemps adonné le malade. Sa peau d'un jaune sale est le siége d'une pigmentation multiple.

L'examen des principaux organes révèle l'existence d'un certain degré de dilatation cardiaque.

(1) Knecht, *Archiv. der Heilkunde*, t. XVIII, p. 386, 1877.

Les poumons et les viscères abdominaux ne présentent rien de particulier à signaler.

A partir du mois de juin il se plaint de douleurs à l'épaule droite, de troubles gastriques et d'une faiblesse générale. Au moment où il fut admis à l'infirmerie de la maison d'arrêt où il était detenu (27 août) il accusait, outre la prostration musculaire, de l'anorexie avec constipation opiniâtre et un amaigrissement très marqué. Dans l'espace de cinq mois son poids avait diminué de 7 kilogr. Les téguments étaient d'un jaune brun, la face légèrement œdématiée; l'urine ne renfermait pas d'albumine. Au bras droit, la faiblesse, compliquée d'une incoordination motrice, fit de tels progrès que le malade ne pouvait plus se servir de sa main pour couper ses aliments. La pression qu'il était capable de déployer avec cette main droite était insignifiante. La jambe droite était aussi, par moments, le siége d'une faiblesse accentuée; le malade la traînait en marchant. Il n'y avait pas d'exagération du pouvoir réflexe. L'intelligence avait considérablement baissé.

Vers le milieu du mois de septembre la faiblesse et l'incoordination motrice des membres inférieurs étaient devenues telles que le malade faisait des chutes fréquentes en marchant. En même temps la sensibilité s'était émoussée au point que le malade laissa passer inaperçue une fracture de la clavicule qu'il se fit un jour en tombant. Cette lésion ne fut reconnue qu'accidentellement, lors d'un examen ultérieur qui permit de constater en outre l'existence, en plusieurs points du corps, de tumeurs superficielles lipomateuses. Une de ces tumeurs interrompait la cinquième côte dans sa continuité.

La percussion révélait une hypertrophie notable du foie, et en palpant la région épigastrique on sentait des nodosités en très grand nombre. La peau prenait une coloration d'un jaune-brun sale de plus en plus manifeste.

Dans les semaines qui suivirent, l'anorexie et l'amaigrissement allèrent en progressant, la faiblesse était telle que le malade ne pouvait plus quitter son lit. Il était, de plus, tombé dans un état de démence complète. Il mourut dans le marasme, le 6 novembre de la même année.

Les principales lésions trouvées à l'autopsie sont les suivantes :

La dure-mère adhérait dans une grande étendue à la voute cranienne. A la face interne adhérait une tumeur arrondie, blanchâtre, molle. Une tumeur semblable se voyait à la face interne du pariétal gauche, à un demi centimètre de la suture sagittale. Les circonvolutions sont aplaties, atrophiées ; mais cette atrophie est marquée surtout au niveau du lobe pariétal gauche, et au niveau des circonvolutions centrales de chaque côté. A l'ouverture du canal rachidien, on trouve, échelonnées de chaque côté de rachis, des tumeurs semblables, de chaque côté de la moelle, depuis la septième vertèbre cervicale jusqu'à la neuvième vertèbre dorsale. Le volume de ces tumeurs varie de celui d'un œuf de pigeon à celui d'un œuf d'oie. Elles sont logées dans l'épaisseur des masses musculaires du dos et elles envahissent les vertèbres et les os. Mais nulle part elles ne font saillie dans le canal rachidien de façon à comprimer la moelle. La pie mère, il est vrai, est parsemée de petits nodules du volume d'une lentille. Les huit premières côtes sont également envahies par des néoplasmes qui font saillie dans la partie anterieure de la cavité thoracique de chaque côté, en soulevant la plèvre. La substance du foie est parsemée d'une vingtaine de ces tumeurs, dont la grosseur varie de celle d'un haricot à celle d'une pomme.

Les glandes rétro-péritonéales sont hypertrophiées et confondues en un paquet volumineux qui embrasse également la tête du pancréas et la capsule surrénale droite. La capsule surrénale gauche constitue une tumeur isolée du volume d'un œuf d'un pigeon. Elle est parsemée de petits néoplasmes entre lesquels subsiste encore un peu de tissu normal.

Les deux reins sont également envahis par un certain nombre de tumeurs du volume d'un haricot. L'examen microscopique d'une de ces tumeurs fit voir qu'il s'agissait d'un carcinome médullaire. L'organe primitivement envahi par la dégénérescence carcinomateuse semble avoir été le foie.

Toutefois, et c'est un point sur lequel nous reviendrons dans le chapitre réservé à la Pathogénie, les capsules surrénales peuvent être envahies par la dégénérescence carcinomateuse constatée à l'autopsie, sans qu'on eut observé, du vivant des malades, les symptômes propres à la maladie d'Addison. L'observation suivante en est un exemple :

### OBSERVATION XI (1).

**Carcinome primitif des capsules surrénales avec foyers secondaires dans presque tous les organes, en particulier dans l'estomac et dans l'intestin.**

X..., 62 ans. Deux de ses frères sont morts de la phthisie. Il y a trois ans, il a fait une chute sur le bras, et depuis cette époque sa santé est compromise. Il se plaint de troubles digestifs, de constipation rebelle, de douleurs vagues, d'insomnie. A la suite d'un refroidissement, il a été pris d'un catarrhe bronchique avec hémoptysie et douleur dans la région thoracique inférieure, à droite.

Le 2 novembre 1875, on constatait les signes d'une infiltration pulmonaire à droite. Rien du côté du cœur. Les limites du foie étaient normales, la rate tuméfiée.

L'anorexie fait des progrès. La constipation devient de plus en plus opiniâtre, le malade est obligé de garder le lit. Il expectore des crachats rouillés, la température axillaire ne dépasse pas 38°.

2 *Décembre.* — Bruit de frottement très-manifeste

(1) Hausmann, Berl., *Klin. Woschenschrift*, n° 45. 1876.

dans la région axillaire à droite. Œdème des malléoles pas d'albumine dans l'urine.

4 *Décembre*. — Temp. 36°. — Collapsus; deux jours après le malade était mort.

*Autopsie.* — La cavité pleurale droite renfermait environ 350 grammes d'une sérosité claire. Au-dessous de la plèvre costale, des deux côtés, on trouve un grand nombre de nodosités dures, blanchâtres, dont le volume varie de celui d'un pois à celui d'une amande. Quand on les divise par leur milieu, les nodosités se laissent énucléer de l'espace compris entre la paroi thoracique et la plèvre. A travers la plèvre on aperçoit par transparence des nodosités applaties, qui nulle part ne font saillie dans le parenchyme pulmonaire. Le lobe inférieur du poumon droit est le siége d'une hépatisation grise. Les bronches de différents calibres donnent issue à un pus visqueux verdâtre. La paroi de ces bronches présente une épaisseur six fois plus grande qu'à l'état normal. Les ganglions bronchiques sont envahis par la dégénérescence caséeuse. Le muscle cardiaque est pâle, ramolli. L'aorte thoracique et abdominale présente les lésions de l'artérite déformante. Sur les parois antérieures et postérieures de l'estomac, on aperçoit, disséminées, 5 à 8 nodosités. Le cardia, le pylore et les courbures sont à l'état normal. Dans les parois de l'intestin grêle on aperçoit par transparence des nodosités en très-grand nombre. La muqueuse de cette portion du tube digestif présente les lésions d'une inflammation catarrhale. Elle est en outre parsemée de points noirs très-serrés. Nulle part on ne découvre une perforation.

Le professeur Zenker (1) a encore publié un cas de sarcome limité aux capsules surrénales avec pneumonie chronique et méningite tuberculeuse, observé chez un malade qui, entre autres symptômes, avait présenté une coloration brune plus ou moins foncée de la peau. Cette observation est loin d'être démonstrative.

Par contre, Ogle a publié un cas de sarcome primitif des capsules surrénales observé chez un enfant, sans que la lésion se traduisit par les symptômes habituels de la maladie d'Addison.

Il en fut de même dans un cas de sarcome mélanique primitif des capsules surrénales observé par Kusmaul, et où la tumeur atteignit le volume d'une tête d'adulte, et dans un autre cas de sarcome mélanique rapporté par Dœderlein (2).

Huber a observé de son côté un cas d'échinocoque multiloculaire des capsules surrénales chez un malade qui présenta l'ensemble des symptômes de la maladie d'Addison, moins la coloration bronzée. Cette observation ne saurait assuré-

---

(1) Voir Merkel, *loc. cit.*, p. 301.

(2) Dœderlein, *Zur Diagnose d. Krebsgeschwülsse*, Erlangen, 1860.

ment être considérée comme un cas probant de la maladie en question.

*Hémorrhagies.* — Dans un certain nombre de cas de la maladie d'Addison, les capsules surrénales étaient le siège d'une hémorrhagie assez abondante pour que ces organes représentassent des tumeurs volumineuses. Dans un cas observé par Zenker, « la capsule surrénale gauche était considérablement tuméfiée et mesurait 5 centimètres en longueur et 1 cent. et 1/2 en épaisseur. La substance corticale présentait ses dimensions normales. Elle était parsemée de taches jaunes et brunes ; à la place de la substance médullaire, on trouvait une masse épaisse, cassante, d'un rouge cerise, traversée par un certain nombre de lacunes, et dont s'échappait à la pression un liquide sanguinolent. L'examen microscopique permit de constater que cette substance rouge était constituée par une trame fibrillaire et fibrineuse, dans les mailles de laquelle se trouvaient des granulations très-fines. On y découvrait en outre de très-beaux cristaux d'hématoidine. Quant aux granulations, les unes représentaient des globules rouges bien reconnaissables, en forme de ménisques; d'autres, de dimensions de plus en plus petites étaient sphériques. Entre ces granulations s'en trouvaient d'autres qui avaient l'aspect de globules rouges, et qui par l'addition d'urée prenaient la forme de batonnets, propres aux hématies de la grenouilles. On n'y trouvait point les formes regressives habituelles des globules rouges. »

L'auteur se demande si dans ce cas l'hémorrhagie ne dépendait pas d'une altération des parois vasculaires.

Merkel a également observé un cas d'hémorrhagie parenchymateuse des capsules surrénales mais sans coloration.

Enfin Ahlfeld (1) a fait l'autopsie d'un enfant qui succomba le premier jour de sa naissance et chez lequel on trouva à la partie supérieure de la cavité abdominale deux foyers hémorrhagiques. Le sang coagulé n'adhérait pas aux parties avoisinantes, si ce n'est aux capsules surrénales qui étaient le siège d'une hypérémie considérable. Les téguments de cet enfant présentaient une teinte normale.

### SYSTÈME NERVEUX.

Certains auteurs, comme nous le verrons plus loin, ont attribué une grande importance pathogénique aux lésions du système nerveux qu'on a rencontrées dans un certain nombre de cas de la maladie d'Addison. Ainsi on a signalé, tantôt l'atrophie des glandes semi-lunaires et du plexus

---

(1) Ahlefld, *Archiv. der Heilkunde*, t. XI, p. 491, 1870.

solaire (Queckett, Addison, Schmit, Van-Andel) tantôt l'hypertrophie de ces mêmes ganglions (Monro, Robertson, Hayden, Stewart Greenhow et Wolf).

Dans ce dernier cas l'hypertrophie serait due à un épaississement du névrilème (Ball). D'autres auteurs ont cité des cas où le grand sympathique était parfaitement normal.

L'encéphale et la moelle n'ont jamais offert d'altérations caractérisques, quoique dans beaucoup de cas de maladie d'Addison on ait vu survenir, à la période terminale, des phénomènes nerveux graves, tels que des convulsions et le coma.

## APPAREIL DIGESTIF.

Comme altération à peu près constante de la maladie d'Addison, on a signalé une tuméfaction plus ou moins intense des follicules clos et des plaques de Peyer de l'intestin grêle. Très souvent les ganglions mésentériques et retro-péritonéaux sont également tuméfiés, voire même envahis par la dégénerescence caséeuse ; quelquefois la rate et le foie sont également tuméfiés, mais ce sont des altérations qui doivent être considérées comme purement accidentelles.

TÉGUMENTS.

La peau et les muqueuses accessibles à la vue conservent, après la mort, la coloration morbide qu'elles offraient pendant la vie. L'examen microscopique ne permet pas d'y découvrir d'autres altérations que l'infiltration pigmentaire qui atteint sa plus grande intensité dans les couches profondes du réseau de Malpighi.

Les auteurs allemands ont attaché une certaine importance à la conservation du pannicule adipeux sous-cutané, qui contraste avec l'état d'adynamie dans lequel succombent les malades.

Merkel a de plus fait remarquer que l'absence d'amaigrissement, et la tuméfaction des glandes intestinales et lymphatiques observées chez les individus qui succombent à la maladie d'Addison, rappellent ce qu'on observe chez les enfants rachitiques.

---

## PATHOGENIE.

Nous ne connaissons que peu de chose sur la pathogénie de la maladie d'Addison. La raison en est que nous ignorons à peu près la physiologie des organes qui sont, comme l'autopsie nous le révèle, le siége ordinaire de cette affection. Quels sont ces organes ? Les capsules surrénales et les plexus nerveux avoisinants. Demandons à l'expérimentation physiologique quelque lumière sur les symptômes de cette maladie.

Si nous éliminons tous les phénomènes morbides, que l'on peut considérer comme de pures complications accidentelles, le tableau morbide de la maladie d'Addison se décompose comme nous l'avons dit en quatre ordres de symptômes, savoir :

L'altération du sang et la mélanodermie.

Les troubles du système nerveux et les troubles digestifs. — Ces derniers ont été rattachés non sans quelque apparence de raison à une lésion des ganglions semilunaires. En effet les physiologistes qui ont pratiqué l'extirpation de ces organes ont vu survenir des diarrhées profuses en même temps qu'une hypérémie avec extravasation sanguine et ulcérations ayant pour siége le tractus intestinal.

Du reste comme on a trouvé dasn un certain nombre de maladies d'Addison des lésoins des ganglions semi-lunaires, il était tout naturel d'invoquer leur intervention dans la production des accidents gastriques. C'est ce qu'ont fait Schmith et Riesel en Allemagne et M. Jaccoud en France. Ce dernier a même rattaché tous les symptômes de la maladie d'Addison à une lésion du grand sympathique abdominal. Mais il ne faut pas oublier que cette lésion est loin d'être constante, qu'elle peut surtout servir à nous rendre compte des troubles digestifs qui ne se rencontrent eux-mêmes pas dans tous les cas.

N'est-il pas beaucoup plus naturel de considérer l'altération des ganglions semi-lunaires comme consécutive à celle des capsules surrénales qui, elles, ont été trouvées lésées dans la grande majorité des cas.

Ces capsules ont été considérées jadis, à tort il est vrai, comme des organes nerveux ; aujourd'hui leur nature glandulaire ne saurait plus être mise en doute ; mais il n'en est pas moins vrai qu'elles entretiennent des rapports très-étroits avec les plexus nerveux de la cavité de l'abdomen. Les lésions de ces organes retentiront donc facilement sur le grand sympathique abdominal. Or une expérience bien connue de Goltz sur la grenouille démontre que des irritations mécaniques relativement minimes engendrent, lorsqu'elles intéressent la cavité abdominale, des phénomènes graves dus à des troubles circulatoires des ganglions et des nerfs de l'abdomen. Il en résulte une dilatation des vaisseaux abdominaux qui constituent en quelque sorte un bassin de réserve ou de dérivation pouvant loger la moitié de la masse totale du sang. Si l'on suppose une irritation continue des vaso-moteurs abdominaux, ayant son point de départ dans les capsules surrénales. on sera par le fait en droit d'admettre une dilatation permanente de ces vaisseaux. Ainsi s'expliquent et l'hyperémie des organes digestifs avec les troubles qui en dépendent, et les troubles circulatoires tels que la faiblesse, l'accélération des contractions cardiaques, l'olighémie, les troubles nutritifs des principaux organes et en outre l'anémie et l'adynamie, qui ne sont que les conséquence de ces troubles circulatoires. Ce même mécanisme qui implique une *ischémie* des centres cérébro-spinaux nous rendra compte également des symptômes nerveux tels que nausées, vertiges lipothymies, convulsions, dyspnée etc. Ne sont-ce pas là des phénomènes que l'on a l'habitude de mettre sur le compte de l'anémie cérébrale et qu'on voit survenir chez les individus qui, recevant un coup sur le testicule ou sur la paroi abdominale, se trouvent placés dans des conditions identiques à celles créées par l'expérience de Goltz.

Cette explication nous semble d'autant plus plausible, que dans la plupart des observations de la maladie d'Addison, on trouve notée une exacerbation des symptômes en question, survenant lorsque le malade quitte le decubitus horizontal pour se dresser debout. L'influence de la pesanteur intervient alors pour augmenter l'ischémie des centres nerveux.

Reste à expliquer l'altération du sang et la mélanodermie, qui en est une conséquence immédiate. Ici il est évidemment difficile de faire intervenir l'influence du système nerveux.

Les expériences de Brown-Séquard, démontrent que l'ablation des capsules surrénales chez les animaux s'accompagne d'une augmentation notable du pigment du sang avec accumulation de cette substance en différents points de l'économie. On est donc en droit de se demander si dans la production de cephénomène n'intervient pas la lésion du parenchyme glandulaire. Des pigmentations anormales s'observent dans un certain nombre de maladies autres que la maladic d'Addison qui sont toutes accompagnées d'altérations graves des organes (foie et rate) que l'on considère d'habitudc comme concourant à l'hématopoièse. Or cette dernière fonction est jusqu'ici fort mal connue, et, s'il n'est pas démontré d'une façon positive, que les capsules surrénales y prennent une part quelconque, rien ne s'oppose à cette hypothèse. D'ailleurs en admettant que c'est l'altération des éléments glandulaires des capsules surrénales qui rend compte de l'altération du sang et de la mélanodermie, on s'explique pourquoi cette dernière n'accompagne pas indistinctement toutes les lésions des organes en question. Il a été démontré plus haut que la mélanodermie est d'observation à peu près constante dans les cas où les capsules surrénales sont envahies par la dégénérescence caséeuse. C'est qu'alors les cellules parenchymateuses sont envahies au début même du processus et que la substance médullaire de la glande ne tarde pas à être entièrement détruite. Quand, au contraire, les capsules surrénales sont envahies par un néoplasme ou par une altération débutant par la substance corticale, il est possible que la substance médullaire reste intacte, en partie du moins, jusqu'à une période très-avancée de la maladie.

C'est un point que les observations ultérieures auront pour tâche d'élucider. Il est certain que si la mélanodermie était un effet immédiat d'une lésion du grand sympathique on l'observerait bien plus fréquemment que cela n'a lieu. Ainsi dans la plupart des cas de carcinomes, avec foyers métastatiques dans les organes abdominaux, les ganglions semi-lunaires son affectés et pourtant la coloration bronzée de la peau fait défaut.

On a encore attribué l'altération du sang, et la mélanodermie à une intoxication spéciale comparable à l'infection paludéenne ou syphilitique, c'est la manière de voir d'Averbeck(1). Pour Risler, la mélanodermie serait due à l'inégale répartition du sang dans les différentes régions circulatoires, ce qui serait cause que dans les téguments, par

(1) AVERBECK, *Die Addison'sche Krankheit*. Erlangen, 1869.

exemple, il circule une quantité insuffisante de sang et d'oxygène.

Cependant l'auteur est loin de repousser une altération qualitative du sang, c'est à cette altération qualitative dépendant de l'altération du parenchyme glandulaire des capsules surrénales qu'il faut selon nous, rapporter la coloration bronzée des téguments.

---

# CONCLUSIONS.

1° La lésion anatomique qui donne naissance au complexus clinique décrit sous le nom de maladie d'Addison consiste le plus souvent dans une dégénérescence caséeuse des capsules surrénales, que cette dégenérescence soit ou non d'origine tuberculeuse.

2° Toute lésion amenant la destruction totale du parenchyme glandulaire des capsules surrénales peut aboutir au même résultat.

3° La lésion des capsules surrénales ne suffit pas à rendre compte de tous les phénomènes morbides. On doit tout au plus la considérer comme étant la cause immédiate de la mélanodermie.

4° Les autres symptômes, tels que les troubles nerveux, la cachexie, l'adynamie et les troubles digestifs reconnaissent probablement pour cause une dilatation paralytique des vaisseaux abdominaux. Ce relâchement vasculaire est le résultat de l'irritation exercée par la lésion des capsules surrénales sur le grand sympathique, en particulier sur le ganglion cœliaque ; que ces organes participent ou non à l'altération primordiale.

5° Toute lésion qui ne détruit pas le parenchyme glandulaire des capsules surrénales, et qui n'aboutit pas à une irritation persistante du grand sympathique abdominal pourra subsister indéfiniment sans donner lieu aux symptômes de la maladie d'Addison.



Paris. — Impr. F. Pichon, 51, rue des Feuillantines, et 14, rue Cujas.